EL MASAJE AYURVÉDICO DEL BEBÉ

LILIANA VENERUCCI

CONTENIDO

PRESENTACIÓN

"Sabemos que la piel es un sistema altamente dinámico, rico en factores promotores de crecimiento, analgésicos naturales, moduladores inmunológicos y moléculas transmisoras. Podemos despertar esta farmacia natural a través del masaje. Cuando es aplicado en temprana infancia, el masaje puede proveer una base promotora de salud a lo largo de la vida. Los bebés que son privados del contacto con sus madres, usualmente carecen de habilidades sociales y son más propensos a enfermarse. El ancestral sistema de Ayurveda ha descripto los efectos potenciadores de la salud que produce el masaje en bebés, hace miles de años.

Liliana Venerucci creó un hermoso trabajo, presentado con voz poética, para hacer que este profundo conocimiento sea más accesible para el beneficio de las madres y sus hijos".

Dr. David Simon, M.D.

Director Médico de "Chopra Center For Wellbeing".

La Costa, California, USA.

INTRODUCCIÓN

El masaje para el bebé, propicia un encuentro especial, un contacto amoroso a través de la piel, de esa delicada piel ávida de nutrición, abierta a sumergirse en un océano de nuevas experiencias que sustentarán su conexión con el resto del mundo.

Las primeras caricias tal vez sean las más importantes para un ser humano. El modo en que la madre lava y seca al bebé, el tiempo que dedique a esta tarea, pero más importante aún es la consciencia que ella ponga en cada caricia, en cada deslizamiento que realice sobre la piel del niño. Esa conciencia de las sensaciones que genera y despierta en su bebé.

El niño que fue acariciado con amor, sabrá cómo hacerlo en su madurez, sabrá de la importancia de este acto. Pero fundamentalmente le dará a este la seguridad necesaria para convertirse en un adulto feliz, y seguro emocionalmente.

En la tradición de la India se ha comprendido el valor sin dimensiones de este contacto. También se ha conocido la importancia de los cuidados durante la gestación de un bebé. En los textos antiguos donde está compendiado el conocimiento de la Medicina Ayurveda, como el Ashtanga Hrdayam (escrito hace más de 1800 años) se habla acerca de los cuidados especiales que debe recibir la madre durante el período del embarazo, y pronuncia:

"Debido a que el corazón fetal se origina en el maternal, está conectado con el corazón de la madre, los deseos de la embarazada no deben ser negados, deben ser honrados; aún los deseos más exóticos deben serle otorgados. Ya que la negación de los deseos puede generar desazón y malestar en el feto".

Como este texto lo destaca, los cuidados deberían comenzar antes del nacimiento del bebé, es decir desde que la madre toma conciencia que está gestando un hijo en su vientre. Si la madre recorre este período con balance y amor, tendrá mayor chance de gestar bebés sanos y equilibrados.

Otro texto Védico, el Suhruta Samhita, que data del año 1000 antes de Cristo, recomienda cuidados especiales para el momento del alumbramiento, el modo en que ha de cortarse el cordón umbilical y separar al recién nacido de su madre.

Todas estas recomendaciones han resultado de suma importancia, dado que el feto humano percibe un amplio rango de información sensorial, desde tempranos estadíos de su desenvolvimiento en el vientre materno. Toda experiencia vivida por la madre activa una experiencia simultánea en el feto. La madre debe atravesar el período de su embarazo con buena nutrición y balance de todos sus sentidos, oír buena música, leer poesía o literatura que la conecte con placenteras experiencias internas, utilizar fragancias que le agraden y aromatizar el ambiente donde se encuentra, tomarse un tiempo diario para realizar alguna práctica para aquietar su mente, como Meditación, realizar ejercicios suaves, por ejemplo Yoga para embarazadas, o caminatas al aire libre.

Según expresa el Dr. David Simon, médico neurólogo y Director Médico del Chopra Center for Wellbeing de California, USA: "De acuerdo a Ayurveda la conciencia llega tempranamente en el desarrollo fetal y la habilidad de percibir cambios en el medio ambiente se hace presente mucho antes de nacer. La ciencia occidental está descubriendo que somos asombrosamente capaces de percibir mientras nos desarrollamos en el líquido uterino".

La experiencia de conexión amorosa se inicia desde el vientre, el bebé puede ser "acariciado" masajeando el vientre de la madre, mientras se le habla con dulzura, o se le entona una suave canción... Ayurveda ha desarrollado sonidos primordiales que pueden ser cantados por la mujer embarazada para arrullar al feto, e influenciarlo en su desarrollo intrauterino, como también acompañarlo con sonidos mientras atraviesa el canal del parto, quizás la experiencia de irrupción más traumática en la vida de un ser humano, donde sale del medio seguro que era el vientre para iniciar otra etapa donde nuevas necesidades y sensaciones se manifestarán para él.

En este material nos enfocaremos en la magia del contacto, el modo en que a través del masaje madre y bebé, o padre y bebé, pueden establecer lazos sólidos mientras el pequeño se vuelve más seguro y saludable.

CAPÍTULO 1: AYURVEDA

Los sabios Védicos describieron el conocimiento de la Vida

como el más virtuoso de todos los conocimientos.

Dado que ese Conocimiento es el único conocimiento

bueno para todos los seres humanos.

Charaka Samhita. Cap. I, 42.

La Ciencia del Ayurveda y la importancia del Masaje

Ayurveda es una Medicina Milenaria de India. Esta palabra está compuesta por dos vocablos sánscritos, que significan: AYUS vida, longevidad, y VEDA conocimiento, es decir que Ayurveda es la "ciencia o conocimiento de la vida y la longevidad". Este sistema que ha sido magistralmente expandido en occidente por el Dr. DEEPAK CHOPRA, a través de sus libros y presentaciones por el mundo, ofrece a los seres humanos herramientas simples, pero absolutamente eficaces para poder hacer prevención en el plano de la salud física, mental y emocional. Ayurveda ha trabajado desde sus inicios a través de la observación de la vida, para conseguir una longevidad con salud. Se trata de una ciencia sorprendentemente comprensiva, y altamente filosófica. Es mucho más antigua que el sistema occidental. Ayurveda nos orienta acerca de la enorme influencia que la mente ejerce sobre el cuerpo, aconseja el contacto con la conciencia, y resume que nuestro cuerpo físico es conciencia manifiesta. Un mayor contacto con la conciencia permite alcanzar un estado de salud más elevado.

Ayurveda cuenta con más de 5000 años de tradición, que en sus comienzos fue de transmisión oral y luego escrita. Hombres sabios, magistrales conocedores de la vida y la sanación, que fueron llamados "rishis" elaboraron este sistema que aún perdura y crece en la humanidad. Ha sido reconocida por la O.M.S. (Organización Mundial de la Salud) en la Conferencia de Alma Ata, en el año 1978. Esta ciencia ha considerado todos los cuidados primarios de la vida humana, ha estudiado su relación con el medio ambiente, con las estaciones del año, con los diferentes ciclos de la vida, y también con los planetas y el universo todo. Los antiguos sabios y médicos Védicos concluyeron que el ser humano es una expresión del universo y por tal, está en total conexión con el mismo. Nuestros cuerpos son ríos de energía e información inteligente en constante cambio. Nuestros pensamientos, emociones, ideas y creencias pueden estructurar un cuerpo diferente cada día.

Las primeras referencias escritas del Ayurveda datan del año 1000 antes de Cristo, destacándose el texto Charaka Samhita, que está dedicado a medicina interna. Posteriormente se destacó el Astanga Hrdayam, texto más conciso, muy utilizado por los médicos ayurvédicos.

En la tradición de Ayurveda, se han contemplado todos los cuidados de la vida humana, comenzando por la embarazada y el bebé, desde que este se gesta en el vientre de su madre, para conseguir una gestación con salud, sus primeras horas de vida, y los cuidados posteriores que ayudarán a incrementar la inmunidad del niño.

El Doctor Frédérick Leboyer, hace algunos años, de viaje por India conoció estos cuidados, que luego muy poéticamente publicara en un libro al que denominó SHANTALA, siendo éste el nombre de la mamá que motivó al Dr. Leboyer a expandir este conocimiento. La difusión de este trabajo ha sido tan espléndida en Occidente, que actualmente se utiliza el nombre de Shantala para denominar al masaje ayurvédico del bebé.

Según los textos Védicos, es de suma importancia el estado emocional de la mamá durante la gestación, los cuidados que ella se propicie y reciba, para lograr mayor salud en su bebé.

Es un capítulo muy importante dentro de los cuidados preventivos el masaje realizado con aceites, y forma parte de una rutina diaria aconsejada para ser practicada por cada persona. En ella se tienen en cuenta los horarios adecuados para amanecer, realizar ejercicios o caminatas, automasaje, alimentarse, realizar las actividades más importantes y acostarse a dormir. Esta antigua ciencia ha diseñado un verdadero "manual para la vida y la salud".

Debido a los resultados maravillosos que el masaje es capaz de producir, en India se dan masajes a la futura madre, y se implementan cuidados especiales para contribuir en este período tan especial en la vida de una mujer, donde gesta un nuevo ser. Luego al niño desde el momento del nacimiento se lo acaricia con suavidad, posteriormente se masajea con regularidad a los bebés, incluso cuando lloran. Las madres saben que los masajes aumentan la circulación sanguínea de sus hijos, quienes a pesar de no dejar de moverse, necesitan mayor estimulación. Se los masajea a diario hasta cumplir los tres años. Luego esta rutina se modifica a una o dos veces por semana, hasta que el niño cumple seis años, época en la que intercambiará masajes con sus hermanos, o abuelos.

En las zonas rurales de India, la escena del masaje semanal es una escena familiar, que forma parte de la tradición.

Es también de vital importancia el masaje que recibe la nueva mamá durante los cuarenta días siguientes al nacimiento del bebé. Este es un período de purificación para su cuerpo, durante el cual se prepara para su reinserción en sus actividades habituales.

Según la Medicina Ayurveda, para mantener una buena salud, es necesario librarnos de las toxicidades con la misma regularidad con que las ingerimos. Estas toxicidades están en la polución ambiental, pesticidas, conservantes de los alimentos, etc., sumados a los altos niveles de estrés de las sociedades contemporáneas. El masaje es una de las pocas soluciones conocidas para conseguirlo. El masaje regular, junto con una alimentación saludable, a base de alimentos cultivados orgánicamente, ejercicios físicos, exposición a la luz solar en un entorno no contaminado, resultarán de gran beneficio para la salud.

El masaje actúa a nivel físico, mental y emocional. En el nivel físico, ayuda a los sistemas: inmunológico, respiratorio, nervioso, endócrino, circulatorio, muscular, esquelético, digestivo y linfático. Puede lograr que la mente se aquiete y ofrecer una relajación perfecta del sistema nervioso. Y además provee un buen soporte emocional.

Recomendaciones generales para la salud del niño

En la tradición de Ayurveda también se ha contemplado el hábitat en que debería permanecer el niño, y todas las consideraciones a tener en cuenta.

Según el texto Védico Charaka Samhita, "la habitación donde el niño dormirá debe ser bien diseñada y planeada, espaciosa, hermosa, con buena iluminación y protegida del viento. Con buena ventilación cuando el niño no está presente. Equipada con una cuna y sábanas con colores acorde a la estación.

En invierno de colores rojo, naranja y amarillos, para incrementar el calor.

En verano, colores verdes, celestes, azules claros.

En lugares ventosos, o estaciones ventosas, utilizar colores marrón claro, verde claro, pasteles, duraznos, etc.

Estos principios pueden emplearse también en la elección de su ropa. Sus ropas, mantas y sábanas deben estar bien higiénicas y perfumadas. Y deben ser livianas y suaves.

Los juguetes del bebé deben ser variados, para estimularlo, con sonidos agradables. Deben ser bellos, livianos, y sin prominencias o puntas. Deben además ser lo suficientemente grandes como para que no entren en su boca, y no deben asustar al bebé ni ser juguetes que evoquen armas ni instrumentos que atenten contra la vida. Los padres o hermanos nunca deberán asustar al bebé."

Estas recomendaciones fueron escritas hace 3000 años, y contienen una sabiduría atemporal.

Ayurveda y los cinco elementos

La consciencia se concibe a sí misma

y se hace materia.

Sutra Védico.

De acuerdo a la Medicina Ayurveda, lo que subyace al mundo de las formas es un océano de consciencia, desde el cual emergen todas las formas de la materia. Los físicos actualmente coinciden con la apreciación védica y lo denominan potencialidad pura, campo unificado, etc. Pero estas palabras no pueden capturar la esencia de lo que realmente significa lo que los sabios védicos denominaron conciencia. Para ellos todo es conciencia, y nuestros cuerpos físicos son una manifestación de ella. La vida es la integración dinámica de la conciencia y la salud es la integración balanceada de todos sus componentes. Podemos interpretar que la conciencia es la fuente de nuestra biología.

La conciencia se manifiesta en el mundo a través de cinco códigos de inteligencia llamados elementos. Todo en la naturaleza está compuesto por estos 5 elementos, incluidos nuestros cuerpos. Ellos componen el mundo de las cosas percibidas, y son las bases de lo que experimentamos como mundo material. Son los 5 grandes constituyentes del mundo experimentado por nuestros sentidos. De manera que mucho más allá de los 5 elementos está la conciencia

Estos 5 elementos son:

- espacio

- aire

- fuego

- agua

- tierra

El espacio es la manifestación exterior más grande de la mente. Representa el vasto vacío del universo, del cual proviene el mundo material. El sonido viaja a través del espacio, llevando información sobre los eventos que ocurren a distancia.

El aire representa la cualidad del movimiento en la creación. El movimiento es inherente al espacio, por lo tanto en nuestra visión de la vasta expansión del espacio, nos imaginamos a nosotros moviéndonos dentro. El elemento del movimiento es percibido a través del tacto por los receptores táctiles designados para registrar las fluctuaciones sutiles captadas por nuestra piel.

El fuego representa la energía en forma de luz o calor. Es un elemento transformacional que cambia los estados de la materia. La adición o sustracción de fuego reconfigura los átomos que componen la materia. Si se agrega fuego a la tierra, pasará a formar agua. Si se agrega fuego al agua, se convertirá en aire. El fuego está latente en el elemento del movimiento, ya que este implica fricción y la fricción crea calor, y este genera luz.

El agua representa el aspecto cohesivo de la creación. Por sólo añadir agua a una superficie seca, se forma una masa porque el agua tiene la capacidad de contener los impulsos de la materia unidos. El agua representa a las fuerzas atractivas de la naturaleza. Es la expresión elemental del acercamiento emocional entre personas y en su concepto subyace la experiencia del amor.

La tierra representa la forma material de la creación. Así como el elemento agua libera energía, los átomos se chocan unos con otros para dar origen a objetos de masa, en forma de elemento tierra. La tierra representa todos los aspectos del mundo material que están localizados en tiempo y espacio. El elemento tierra es expresado como aquello que da vida al mundo material. Es la forma más consolidada de conciencia y crea la gran ilusión de las fronteras de los límites.

De los 5 elementos derivan los 5 sentidos que nos permiten experimentar la creación, funcionan como 5 grandes puertas por donde toda la energía e información del universo se nos manifiesta.

- El sonido es el elemento sutil del espacio, y lo experimentamos a través de nuestros oídos.

- El tacto es el elemento sutil del aire, el viento no se ve, pero se lo siente en la piel. El aire es experimentado a través de la piel.

- La visión es la expresión sutil del fuego, es a través de ella que podemos ver. A través de la visión podemos experimentar el mundo que está lejos nuestro. La vista trae el fuego cerca nuestro.

- El sabor corresponde al agua. Los seres humanos muestran cohesión a través del gusto o sabor. El agua está asociada al amor. Cuando amamos a alguien le hacemos degustar cosas agradables.

- El olfato es el elemento sutil de la tierra. El olfato es uno de los procesos más antiguos del cerebro humano. Con él se relacionan la memoria y las emociones.

El modo en que cada ser humano interpreta a través de sus 5 sentidos lo hace único, ya que las impresiones sensoriales son diferentes en cada uno de nosotros. Ya hemos visto cómo estos 5 elementos de la naturaleza que descienden de la manifestación de la consciencia, se convierten en nuestros cuerpos a través de experiencias sensoriales. Y nos preguntaremos ahora cómo continúan estos procesos.

Ayurveda enseña que estos 5 elementos se organizan a sí mismos en tres principios esenciales que llamaron doshas, y que podemos ejemplificar como:

- movimiento,

- metabolismo,

- y estructura.

Son los componentes primarios de la vida, y de todos los sistemas vivientes. Están presentes en nuestra naturaleza mente cuerpo y cada uno de nosotros posee una proporción única de estos 3 principios mente cuerpo, que gobiernan nuestras características y tendencias físicas y mentales. Esta proporción conforma lo que llamaremos la constitución psicofisiológica de cada ser humano.

Estos 3 principios subyacen en cada aspecto de la teoría del Ayurveda, y todas las prácticas (incluido el masaje) tienden a balancearlos para preservar o recuperar la salud. El cuerpo y la mente necesitan movimiento, en forma balanceada, ya que en exceso causaría desequilibrio (que puede entenderse como enfermedad). También es importante el metabolismo, ya que es necesario tener buen metabolismo físico, mental y emocional. Y la estructura es un aspecto fundamental para que nuestras estructuras mentales, emocionales y físicas sean saludables.

Los 3 Doshas

En síntesis Vata, Pitta y Kapha son los 3 doshas.

Ellos destruyen o mantienen el cuerpo,

cuando su estado es anormal o normal.

Ashtanga Hridayam Cap. I, 6.

Según el Dr. Deepak Chopra "cada vez que se produce un acontecimiento en la mente, existe un acontecimiento correspondiente en el cuerpo. Si un niño siente miedo a la oscuridad, su miedo toma expresión física en forma de adrenalina, que circula por su torrente sanguíneo. El Ayurveda dice que esta interconexión se cumple en el lugar de unión entre cuerpo y mente, en el que el pensamiento se transforma en materia y que está ocupado por tres principios operativos llamados doshas".

Podemos concluir que los doshas permiten el diálogo entre el cuerpo y la mente.

• VATA es el principio del movimiento. Surge de la unión del espacio y el aire.

• PITTA es el principio del metabolismo. Surge de la unión del fuego y el agua.

• KAPHA es el principio de la estructura. Surge de la unión del agua y la tierra.

Vata tiene que ver con el movimiento y el cambio. Es liviano, rápido, seco, móvil, inestable, cambiante, irregular. Es el responsable de todos los movimientos en el cuerpo, como circulación, respiración, movimientos musculares, movimiento intestinal. Es responsable de la actividad mental. Las personas con importante presencia de Vata en sus cuerpos y mentes son creativas, vivaces, móviles, con tendencia a hablar demasiado, ansiosas.

Pitta tiene que ver con la transformación y el metabolismo. Gobierna también la digestión. Es responsable de los cambios de la materia en el sistema biológico. Se relaciona además con la digestión de las ideas y emociones. Las personas con importante presencia de Pitta son puntuales, precisos, inteligentes, con tendencia a la cólera.

Kapha tiene que ver con la estructura y la fluidez. Es frío, pesado, estable, denso, viscoso, suave y lento. Gobierna los procesos relacionados con la estructura y lubricación en nuestra fisiología. Las personas con alto Kapha son serenas, tranquilas, amables, lentas para las decisiones, apegadas, con tendencia a la angustia.

Ayurveda afirma que cada ser humano posee una proporción única de los 5 elementos en su cuerpo y su mente, es decir de doshas. Y a esta proporción única llamamos PRAKRITI, que significa la naturaleza esencial de un ser humano. Esta naturaleza es determinada en el momento de su gestación, y depende del estado de balance que atraviesen los padres.

Por tal motivo, Ayurveda recomienda que los futuros padres reciban masajes y técnicas de purificación y desintoxicación ayurvédicas antes de concebir su hijo, para brindar a este lo mejor de sí. Luego cuando el niño comience a crecer, esta naturaleza se desarrollará a través de patrones mentales y tendencias. Algunos seremos más aéreos, otros más fogosos y otros más terrenales. Siempre un dosha se expresa más que los otros.

Estos tres doshas constituyen la naturaleza química de cada organismo viviente. Los huesos, los músculos, la piel, los nervios y el cabello pertenecen al elemento tierra. El semen, la sangre, la orina, las mucosidades, la grasa, la saliva, los líquidos linfáticos pertenecen al elemento agua. El hambre, la sed, la temperatura corporal, el sueño, la inteligencia, la ira, los celos, el odio, y el brillo al elemento fuego. Todos los movimientos, por ejemplo la respiración, las urgencias naturales, las secreciones y excreciones, las funciones sensoriales y motoras, pertenecen al elemento aire. El amor, el miedo, son cualidades del elemento espacio.

Podemos deducir que cuando un bebé nace, ya está determinado su PRAKRITI, naturaleza que manifestará sus tendencias, sus necesidades y sus gustos. El entorno químico del óvulo fertilizado desempeña un papel importante en el establecimiento de la naturaleza psicosomática de cada individuo. Cuando aparecen desequilibrios en nuestro PRAKRITI, estos son producidos por el juego de interacción del individuo y su entorno, expresados como perturbaciones o disbalances cuando un dosha sale de su equilibrio natural. Y a estos desequilibrios se los llama VIKRITI.

Cómo reconocer el Prakriti del bebé

El modo de reconocer el Prakriti del bebé necesita de mucha

observación de parte de los mayores, como para poder responder el cuestionario de esta sección. Recordemos que el Prakriti representa la naturaleza del bebé heredada de sus padres, y su conocimiento nos permitirá aceptar sus posibilidades y limitaciones para ayudarlo a crecer con salud y alegría.

Test de la estructura física

	VATA		PITTA		KAPHA	
TALLA CORPORAL	Delgada.		Mediana.		Robusta.	
PESO	Bajo.		Moderado.		Alto.	
COLOR DE LA PIEL	Pálida, oscura, morena.		Rojiza, ruborizada.		Blanca, clara.	
TEXTURA DE LA PIEL	Fina, seca. Fría, áspera.		Cálida, húmeda. Rosada, pecas.		Blanca, suave. Gruesa.	
CABELLO	Escaso, marrón. Poco ondulado.		Fino, rojizo, suave. Rubio.		Abundante, grueso. Ondulado, brilloso.	
TAMAÑO DE LA CABEZA	Pequeña, larga, delgada.		Mediana, angular.		Grande, robusta.	
TAMAÑO DE LA FRENTE	Pequeña.		Con pliegues.		Amplia, ancha.	
TAMAÑO DEL CUELLO	Delgado, largo.		Mediano.		Grande, ancho.	
PESTAÑAS	Pequeñas, firmes.		Pequeñas, delicadas.		Grandes, gruesas.	

TIPO DE OJOS	Pequeños, marrones.		Medianos. Verdes o azules penetrantes.		Grandes, claros, expresivos.	
NARIZ	Pequeña, angosta.		Mediana.		Gruesa, firme.	
LABIOS	Finos, pequeños. Secos.		Medios, rojizos. Blandos.		Gruesos, grandes. Oleosos.	
BRAZOS	Delgados.		Medianos.		Gruesos, redondos.	
MANOS	Delgadas, secas, frías.		Medianas, cálidas, rosadas.		Grandes, gruesas, oleosas.	
PIERNAS	Delgadas, con rodillas prominentes.		Medianas.		Robustas, con tejido graso.	
PIES	Delgados, largos, secos.		Medianos, blandos. Rosados.		Grandes, gordos. Firmes.	
UÑAS	Pequeñas, delgadas, secas.		Medianas, blandas, rosadas.		Grandes, gruesas, fuertes.	
HECES	Secas, gas. Tendencia a la constipación.		Abundantes, blandas. Tendencia a la diarrea.		Sólidas, pálidas. Con mucosidad.	
TRANSPIRACIÓN	Escasa, sin olor.		Caliente, fuerte olor.		Moderada, olor placentero.	
APETITO	Variable.		Fuerte, demandante.		Constante, bajo.	

TENDENCIA EMOCIONAL	Ansiedad, nerviosismo.	Enojo, irritabilidad.		Calma, contento.	
MODO DE DORMIR	Liviano.	Moderado. Se despierta pero se vuelve a dormir.		Pesado. Duerme mucho.	
TIPOS DE SUEÑOS	Pesadillas, se asusta.	Desordena sus sábanas. Pelea.		Tranquilos. Sueña poco.	
TOTALES	VATA:	PITTA:		KAPHA:	

Al finalizar de responder el test de tu bebé, deberás sumar las respuestas de cada columna, y así sabrás su Prakriti. Es probable que en algún ítem necesites colocar 2 marcas en diferentes columnas, por ejemplo, en UÑAS: una marca en Vata (pequeñas) y otra en Pitta (blandas). Al sumar tendrás la proporción correcta de doshas que componen la constitución de tu bebé. Obtendrás un total para Vata, uno para Pitta y uno para Kapha.

Cuando hayas obtenido el resultado final tendrás conocimiento de la naturaleza heredada del niño. Los resultados de las columnas más altos determinarán su constitución, que estará representada por 2 doshas (por ejemplo: Vata Pitta). Si uno de ellos fuera mucho más alto que los otros dos puntajes, existiendo una diferencia mayor a 6 entre este y los otros, lo consideraremos de tipo puro (por ejemplo Pitta). Pero si los 3 puntajes resultan casi iguales, entonces concluiremos que el niño es del tipo tridosha (Vata Pitta Kapha).

A continuación podrás leer acerca del Prakriti del bebé, de acuerdo al resultado que hayas obtenido una vez concluido el test.

El Prakriti del bebé

La vida, la luz y el amor

están simbolizados por los tres elementos:

aire, fuego y agua.

David Frawley.

VATA: Indica que posee un marcado predominio del aire, el bebé tendrá más tendencia a la sequedad, a la delgadez y al movimiento. Su estructura será liviana. También a la irregularidad en sus horarios de descanso y de alimentación. Y al crecer tal vez tenga tendencia a la constipación, motivo por el cual deberá tener una alimentación rica en fibras naturales. Su tez podrá ser un tanto oscura y su cabello tendrá tendencia a ondularse. Al crecer su mente será muy inquieta, creativa y entusiasta. Tendencia a cambiar con frecuencia de dirección y de gustos. Será física y emocionalmente sensible, respondiendo al estrés con ansiedad e insomnio. Tendrá estilo de actividades variables, se distraerá con facilidad, pero su mente será muy rápida. De apetito, digestión y eliminación irregulares. De marcada sensibilidad al frío.

PITTA: Indica que posee marcado predominio del fuego, el bebé tendrá tendencia a ser más sensible al calor que al frío, su piel tendrá tendencia a enrojecer con mucha facilidad, demandará su comida con regularidad, inquietándose mucho si no la recibe. Tendencia a encolerizarse fácilmente. Nacerá con poco cabello, a veces rojizo, su tez será rubia y sus ojos claros. Al crecer desarrollará una personalidad cálida, inteligente, intensa, directa. De grandes apetitos y buena energía. Tenderá a ser crítico e irritable. De expresiones faciales intensas. Competitivo por naturaleza. Buen deportista, le costará perder. Su fuego mental le permitirá iluminar ideas para ellos y para los demás. Tendencia al perfeccionismo. Rápido para aprender y de buena memoria. Bajo estrés tenderá a la diarrea.

KAPHA: Indica que posee predominio de la tierra, el bebé será más tranquilo, comerá abundantemente y en horarios regulares. Tendrá más tendencia a subir su peso, su piel será más oleosa. Le gustará mucho dormir. Su tez será clara, casi transparente, cabello oscuro y fuerte. Al crecer desarrollará solidez y estabilidad natural. Tendencia a hablar poco, pero con mucha contundencia. Su peso tenderá a aumentar con facilidad. De temperamento dulce, perdonará con facilidad. Tolerante y metódico. Completará lo que emprenda, pero con lentitud. Será más lento para fijar el conocimiento, pero su poderosísima memoria no lo olvidará jamás. Tendencia a congestionarse con facilidad (lo que refleja el disbalance de la tierra y el agua).

VATA PITTA: Indica predominio del aire y del fuego. El bebé tendrá tendencia al movimiento, pero su cuerpo será menos delgado que el de un Vata, su piel tendrá más color, y desarrollará un carácter fuerte, con tendencia a encolerizarse fácilmente, llorará con facilidad, pero también se calmará rápidamente cuando su madre lo atienda. A veces sus ojos son claros y su cabello rubio. Al crecer tendrá más caracteres Vata a nivel físico, con tendencia a la delgadez y al cambio. En el nivel mental serán más cambiantes, aunque exigentes para con los demás. Tendencia a la inestabilidad, excitables. Rápido para aprender y exigente con la calidad del conocimiento. Mente articulada y convincente.

PITTA VATA: Indica predominio del fuego y del aire. El bebé tendrá un cuerpo más fuerte que un Vata Pitta. Se impacientará si no recibe el alimento cuando lo desea, ya que no podrá pasar por alto la hora de su comida. Su piel rojiza, probablemente con pecas, ojos claros, poco cabello al nacer. Se aburrirá con facilidad, y deseará cambiar de posición, o de juguete rápidamente. Al crecer predominará Pitta a nivel físico, lo que le dará buen nivel de resistencia física, con tendencia a la acidez. Serviciales y amables con los amigos. Tendrá muchos amigos de diferentes lugares. Siempre incorporará gente nueva a su vida. Será rápido para expresar sus emociones.

VATA KAPHA: Indica predominio del aire y de la tierra. El bebé tendrá un cuerpo delgado, pero será menos movedizo que un Vata, llorará poco, será más tranquilo, pasará largas horas durmiendo, será necesario despertarlo a la hora de su comida, dado que su apetito es irregular. Su tez será más oscura, pero su cara tendrá forma redondeada. Tendencia a la constipación. Al crecer será sentimental, amable y leal. Podrá experimentar miedo a perder lo que ama. Tendrá una gran capacidad de aprendizaje, pero le costará llevar a la práctica lo aprendido, ya que deberá desarrollar más su voluntad. Será muy sensible al frío.

KAPHA VATA: Indica predominio de la tierra y del aire. Se trata de un bebé robusto, pero inquieto y curioso. Por su tamaño le costará moverse ligeramente, pero su atención desde muy pequeño se fijará con facilidad a su alrededor. Tendrá un apetito medio, pero será irregular en los horarios de sus comidas. Podrá dormir mucho, pero al despertarse comerá hasta saciarse. Su piel será oleosa. Al crecer su cuerpo tendrá características Kapha, tal vez tienda a subir de peso. Mentalmente tendrá mucho movimiento, será de las personas que investigan mucho, cambiando constantemente, hablador pero de poca acción. Rápido para emocionarse y rápido para olvidar. De naturaleza comprensiva y flexible, aunque dubitativa. Creativo.

PITTA KAPHA: Indica predominio del fuego y la tierra. El bebé tendrá piel clara, cuerpo resistente, le gustará mucho comer. Será un bebé tranquilo, con tendencia a sonreír con facilidad. Buscará regularidad en sus horarios a la hora de comer. Podrá entretenerse largas horas con sus juguetes, o mirando a otros niños jugar. Será exigente y tendrá buen carácter. Al crecer su cuerpo desarrollará más caracteres de Pitta: aptitud deportiva e importante resistencia muscular. Será metódico para la práctica deportiva, ya que su naturaleza de fuego y tierra le aportará voluntad y soporte. Competitivo, no tan colérico como los Pitta. De naturaleza dócil y de gran comprensión intelectual. Puntual y preciso en sus movimientos.

VATA PITTA KAPHA: Indica predominio del aire, el fuego y la tierra. Estos son los bebés más equilibrados. Son bebés de talla mediana, donde sus atributos físicos son equilibrados, también su carácter. Tendencia al movimiento, definidos en sus gustos, pero pueden conformarse con facilidad, sin llegar a encolerizarse. Persistirán en sus objetivos hasta lograrlos. Al crecer podrán realizar actividades o estudios diversos, con gran aptitud y predisposición en todos ellos. Podrán ser buenos deportistas, aunque menos resistentes que otros biotipos. Tenderán a construir con lentitud, pero a sostener con estabilidad. Claridad mental, creatividad y decisión.

Es importante comprender que todas las constituciones son buenas, es necesario conocerlas para vivir en balance y equilibrio, y lograr felicidad para sí y para los demás. Vata en balance es energético, vivaz, creativo, encantador, divertido. Pitta es cálido, amigable, inteligente, con cualidades internas muy desarrolladas, buen líder. Kapha es estable, real, compasivo, amante. Cada biotipo tiene cosas deseables, y el objetivo de este conocimiento es resaltar las mejores de nuestra naturaleza.

Nuestra naturaleza se expresa a través de una constelación de fuerzas que cada individuo utiliza para crearse a sí mismo. Nosotros manufacturamos nuestros pensamientos, sentimientos, deseos, interpretaciones. Y esto estructura nuestro temperamento, gustos, conductas, y formas físicas. En los albores de la vida de un ser humano, cuando somos bebés, son los padres los encargados de generar en el niño los primeros patrones de conocimiento que lo ayudarán a interpretar el universo y reconocerlo. Desde la dimensión física, pero también desde la emocional y espiritual.

El milagro de la vida posee los mismos constituyentes básicos: los 5 elementos y los 3 doshas, que se los sintetiza como una infinidad de patrones posibles. El staff que constituye este universo es el mismo que compone nuestros cuerpos físicos, dado que estamos dentro de este majestuoso universo. Nuestros cuerpos son diferentes expresiones de un mismo campo de energía y materia, pero la sensación de unidad se hace mayor cuando reconocemos que el mundo de la materia y nuestros cuerpos son meramente conciencia disfrazada por el milagro de la diversidad. Estos postulados que hoy la física afirma, fueron comprendidos por los sabios Védicos hace miles de años.

La diversidad de las constituciones psicofisiológicas de las personas nos permite explicar por qué respondemos de modo diferente a estímulos similares. Identificar nuestra propia constitución psicofisiológica, y la de nuestro bebé, reconociendo aquello que interactúa en el medio ambiente, nos permitirá hacer las mejores elecciones para potenciar el bienestar, la felicidad y el modo de vincularnos con él.

Ayurveda y los doshas en el ciclo de la vida

El proceso de desarrollo de los doshas sigue la secuencia del ciclo del tiempo. Ayurveda define que el inicio de la vida de un ser humano es el período donde más predomina KAPHA. PITTA predomina en la mitad de su vida, y VATA en el final.

Esto se debe a que Kapha domina la estructura, la forma, y la primera etapa de todos los ciclos se ocupa de este aspecto. La etapa media involucra la manifestación de energía, fuego para la acción, y de esto se ocupa Pitta. Y la última parte involucra el despojo de la forma, y de esto se ocupa Vata.

De modo que la infancia, el período KAPHA de la vida, marca la etapa de la niñez, desde la concepción hasta el final de la pubertad, alrededor de los 15 años. Es la etapa del crecimiento, donde los tejidos se incrementan, se gana peso, expansión, densificación. Crece, por ejemplo, el número de células grasas, motivo por el cual no es recomendable que el bebé sea obeso, ya que este número de células lo acompañará durante toda su vida, y seguramente tendrá problemas de excesivo sobrepeso también en su adultez. Esta es una etapa de desarrollo muy importante, donde emocionalmente somos dependientes, receptivos, protegidos, necesitamos del cuidado, la enseñanza y la guía de los mayores.

También en esta etapa la dieta es más Kapha, consumimos productos lácteos, alimentos ricos en nutrientes para generar un buen crecimiento. Incluso la mayoría de las enfermedades de la niñez son Kapha, con mucosidades, flema, resfríos, gripes, y glándulas inflamadas.

PITTA marca la etapa media de la vida, después de la pubertad hasta la aparición de la adultez mayor, es decir de los 15 a los 50 años, donde el proceso de crecimiento comienza a detenerse y llega a su fin. Es la etapa donde nos disponemos a realizar acciones que nos permitirán alcanzar objetivos en la vida, como estudiar, iniciar aprendizajes de artes, oficios, alcanzar una carrera universitaria, o desarrollar actividad laboral para sostenerse económicamente. En este período Pitta nos tornamos más agresivos, ambiciosos, motivados, buscamos realizar las cosas para nuestro fin personal y particular, suelen ser tiempos de rebeldía. Y aproximadamente antes de la mitad de este período surge la necesidad de formar una familia, y consecuentemente el esfuerzo mayor de sostenerla.

En este período la alimentación es también más Pitta, hay consumo de alcohol, carnes rojas, etc. Surgen los desórdenes Pitta de la pubertad, como el acné y más adelante las patologías cardíacas y otras manifestaciones, que indican el esfuerzo por desarrollar mucha actividad, a veces un poco desordenada. En este período se prioriza el sostenimiento económico y material, y se suele olvidar el plano del crecimiento individual integral.

VATA marca la edad avanzada, que se iniciará gradualmente a partir de los 50 años. Lentamente nuestros fluidos vitales son consumidos, el vigor comienza a decaer, se debilitan los cabellos y dientes, como también se inicia una disminución de la visión y la audición. La memoria comienza a fallar. Vata en exceso en este período quiebra la conexión de la fuerza vital con el cuerpo físico. Es la etapa para desarrollar sabiduría y desapego. La persona puede convertirse en un gran guía para la vida, rol que debería reinstalarse en las sociedades modernas.

CAPÍTULO 2: CONSIDERACIONES GENERALES ACERCA DEL MASAJE

Si las puertas de la percepción

estuvieran limpias,

todo se nos aparecería tal cual es: infinito.

William Blake.

Es a través de los doshas que el cuerpo humano acepta los cambios ambientales y recibe la energía de los alimentos. La tarea de los tres doshas se concentra principalmente en la región que se encuentra entre el corazón y el ombligo. Allí interactúan, mientras se ocupan del desarrollo y la autoconservación del cuerpo. El equilibrio armónico de los tres doshas es esencial para el sostenimiento de la vida. Ayurveda recomienda la práctica diaria del masaje en los niños y en los adultos para influenciar el equilibrio de los doshas, aumentando la vitalidad, la resistencia y la inmunidad del cuerpo.

Al dar masaje diario al bebé, los padres adquieren más confianza en el cuidado y manejo del cuerpo del niño, al tiempo que aprenden a interpretar sus reacciones al contacto, descubren sus ritmos naturales, y seguramente el modo más adecuado de calmarlos cuando no se sienten bien.

El masaje trabaja de modo directo el sistema sanguíneo y vascular, el sistema linfático y nervioso. Esta práctica deja sentir sus efectos en todos los vasos del cuerpo. La Medicina Ayurveda considera que el cuerpo humano está surcado por 72.000 nadis, o canales sutiles de energía, a través de los cuales el flujo espontáneo de la naturaleza se encarga de sostener la vida.

También reconoce otros canales de naturaleza más física llamados Srotas, que actúan como ríos, y cuya función es nutrir los diferentes órganos y tejidos del cuerpo humano. La buena salud depende del correcto fluir a través de estos canales. Si no poseen obstrucciones permiten la nutrición y también la descarga de desechos de los tejidos, así también como la comunicación entre los diferentes órganos y tejidos corporales. Estos canales son los encargados de transportar: la fuerza vital de la respiración, alimentos, agua, plasma, sangre, tejido adiposo, tejido medular, tejido óseo, fluidos reproductivos, transpiración, heces, orina, pensamiento, fluidos menstruales en la mujer, leche materna. Según el Dr. Deepak Chopra "el cuerpo humano es como un río de inteligencia, y no una estructura anatómica congelada".

El masaje influencia positivamente el movimiento de energía e información a través de los canales mencionados, y fundamentalmente si el masaje es realizado con aceites naturales y orgánicos, en el caso de los bebés.

Es un tema muy importante a la hora de dar masaje al niño, tener en cuenta su Prakriti y elegir el aceite adecuado para la tarea; también identificar modo, presión y tipo de contacto necesarios para emplear durante la técnica del masaje.

Los efectos fisiológicos del masaje y los aceites

Como anticipamos, es necesaria la utilización de aceites puros para realizar el masaje. Se obtienen mayores beneficios porque el aceite es un excelente nutriente de la piel. Contiene proteínas, carbohidratos y otros componentes esenciales que son absorbidos a través de las aberturas de los folículos del cabello. Estos folículos se conectan con fibras nerviosas, que serán fortalecidas por el aceite.

La piel es el órgano más grande del cuerpo humano, es rica en receptores nerviosos, neuroquímicos y moduladores inmunológicos. La piel además contiene casi los mismos neuropéptidos que pueden encontrarse en la corteza cerebral. Los factores de crecimiento y las hormonas de crecimiento liberadas a través de los masajes pueden ser de gran utilidad en el caso de bebés prematuros. Los ayudará a ganar peso rápidamente. Experiencias de este tipo se han realizado en muchísimos hospitales e instituciones del mundo, y el resultado ha sido altamente satisfactorio.

El Dr. David Simon (Director Médico de Chopra Center for Wellbeing,

California, USA) afirma que "nuestro nuevo modelo de curación reconoce que la inteligencia está en cada célula de nuestro cuerpo. La piel no es sólo nuestro órgano mayor, sino que también contiene una vasta farmacia de químicos curativos. Recuerda cómo te sientes después de haber recibido un masaje, o de una caricia amorosa de tu cónyuge. Tu mente se aquieta, puedes sentirte tan relajado, que te dormirás fácilmente. Cualquier dolor o tensión se calmará y experimentarás una sensación de confort, seguridad y bienestar. Estas sensaciones son el resultado de ser tocado. En síntesis, un toque amoroso genera medicación contra la ansiedad, alivio del dolor, incremento de la inmunidad y estabilización del ritmo cardíaco. La belleza del masaje es que éste accede a nuestra farmacia interna en tal forma que todos los efectos secundarios son positivos".

Los estudios sobre los efectos terapéuticos potenciales del tacto se están expandiendo rápidamente. Los primeros informes en el año 1980 mostraron los beneficios de la estimulación táctil kinestésica a infantes prematuros. Ahora sabemos que los niños nacidos de madres HIV positivas, los niños expuestos a la cocaína, y recién nacidos con serios problemas médicos se benefician con el "tacto amoroso" recibido de manera regular.

El estrés asociado a los recién nacidos se magnifica con madres adolescentes, cuyas habilidades para cuidarse a sí mismas y a sus bebés se ve severamente puesta a prueba. Es adecuado que ellas reciban un breve masaje dos veces por semana, para reducir su ansiedad y bajar los niveles de hormonas de estrés que circulan en sus cuerpos.

En la vida cotidiana, cuando el niño se golpea, las mamás suelen masajear suavemente el lugar y cantar una suave canción como... sana, sana, colita de rana. Esta simple acción desencadena cambios bioquímicos en la piel del niño y millones de comunicadores químicos disminuyen rápidamente el dolor. Podemos afirmar que esto es lo que sucede en el cuerpo mente del bebé cuando se le brinda el masaje ayurvédico.

El masaje ayurvédico ejecutado con aceite permite el suave deslizamiento de las manos sobre la piel, disparando los efectos estabilizadores y sanadores de la "farmacia interna" del bebé. El aceite dispersa el calor en forma pareja por todo el cuerpo, otorga mayor brillo y flexibilidad a la piel. Y si luego del baño la piel queda suavemente oleosa, esto conferirá resistencia frente a los cambios extremos de temperatura y de presión del ambiente exterior.

El masaje para cada biotipo Mente Cuerpo

VATA: a los temperamentos Vata les disgusta el frío, dado que son muy sensibles a esta temperatura, es indispensable que el ambiente donde reciba el masaje esté bien calefaccionado, sobre todo si la estación es el invierno. La piel tiende a la sequedad, de modo que una dosis importante de aceite tibio le resultará muy placentera. Los Vata son muy sensibles, movedizos, nerviosos, y necesitan de un masaje más suave que los otros biotipos. Las manos deben recorrer su cuerpo con firmeza, pero con más lentitud que en los otros casos.

PITTA: los temperamentos Pitta son sensibles al calor, debido a su naturaleza más fueguina, sudan con mucha facilidad y se enfadan rápidamente. Es aconsejable un ambiente cálido para dar el masaje. Y si se trata del verano, es adecuado que el ambiente no esté muy caliente, recordemos que el aceite eleva la temperatura del cuerpo del bebé. Las manos deben recorrer su cuerpecito con firmeza, pero con un poco más de ritmo que en el caso de los Vata, caso contrario se impacientará.

KAPHA: los temperamentos donde domina Kapha son por naturaleza más tranquilos, con tendencia a engordar con facilidad. Son también sensibles al frío, de modo que necesitan un ambiente bien cálido para recibir el masaje. Tienen tendencia a la mucosidad, pero su piel es oleosa. En este caso es necesario utilizar muy poco aceite y las manos deberán mostrar firmeza y un ritmo más activo, lo cual gustará mucho al bebé.

Para los otros biotipos se tomará como guía el dosha más predominante.

Los aceites

La elección de los aceites es muy importante. Recomendamos siempre tener en cuenta que el aceite a utilizar posea estas 3 características, ya que la piel del bebé es muy delicada:

- aceites 100% naturales.

- aceites de semillas y vegetales cultivados orgánicamente.

- aceites prensados en frío.

Nunca utilizar aceites esenciales aromáticos sobre la piel del niño, ya que pueden provocar alguna reacción alérgica. Si el aceite elegido es realmente bueno, tendrá un suave aroma.

El aceite permite que las manos se muevan con suavidad sobre el cuerpo del bebé, permitiendo realizar deslizamientos largos, firmes y continuos. El aceite humecta la piel, y previene la sequedad.

Los aceites naturales no irritan la piel. Es aconsejable utilizar los aceites que se consigan con facilidad en la región que se habita.

Antes de comenzar con el masaje del bebé es necesario realizar una prueba cutánea, colocando una gotita de aceite en el brazo del niño, deslizarla y dejarlo por 30 minutos. Al cabo de ese tiempo observar si la piel acepta el aceite a utilizar.

La elección de los aceites deberá ser acorde al Prakriti del bebé:

• Vata: sésamo.

• Pitta: coco.

• Kapha: almendras.

Propiedades de los aceites

Aceite de Sésamo: es un aceite suave, dulce, ideal para los Vata, Vata-Pitta, Vata-Kapha, Vata-Pitta-Kapha. Puede conservarse por largo tiempo, contiene sesamol y sesamolina, es rico en ácido linoleico, y su contenido de lecitina tiene un efecto beneficioso sobre las glándulas endócrinas, especialmente sobre los nervios y las células cerebrales. Contiene 8 aminoácidos fundamentales para el cerebro. Para el bebé es mejor utilizar aceite de semillas de sésamo blancas o grises.

Aceite de Coco: es un aceite muy popular, de sabor dulce y refrescante. Es ideal para los Pitta, Pitta-Vata y Pitta-Kapha. Bueno para las afecciones de la piel, quemaduras, sarpullidos, eccemas, por sus cualidades antisépticas. Contiene proteínas, carbohidratos, glicéridos y minerales. Este aceite disminuye el calor del cuerpo.

Aceite de Almendras: es un aceite de textura muy delicada, de sabor dulce y pesado, proporciona calor. Es adecuado para los Kapha, Kapha-Vata y Kapha-Pitta. Contiene proteínas, minerales y oleína, ácido linoleico, glicéridos, sacarosa y asparagina. Es excelente para músculos y ligamentos, y para la sequedad de la piel, eliminando además la caspa y sequedad del cuero cabelludo. Beneficioso para el cerebro.

En caso de no conseguir el aceite adecuado, recomendamos el de almendras, ya que es muy conocido y difundido en todo el mundo.

Los aromas

El olfato es un potente mago

que nos transporta a través de cientos de miles

y todos los años que hemos vivido.

Hellen Keller.

A la hora del masaje recomendamos el uso de algún aroma para incrementar esa maravillosa experiencia.

Cada dosha también puede ser equilibrado con el aroma que se adapte a él. Nuestra nariz puede captar una enorme gama de aromas que asociará a través del mecanismo de la memoria con experiencias de placer o displacer. Pueden llegar a decodificarse más de 10.000 aromas diferentes. Si ha existido una estimulación desde la infancia es más posible abarcar un amplio rango de experiencia.

El marco fisiológico en que sucede la experiencia olfatoria, tiene como staff los bulbos olfatorios que se hallan debajo de los lóbulos frontales del cerebro, quienes están conectados al hipotálamo, que tiene el control del sistema límbico, donde se orquesta la conducta de las emociones y la memoria tiene lugar. Para que los aromas sean detectados por la nariz, deben disolverse en el húmedo tejido nasal y de este modo las células olfatorias pasan la información al hipotálamo, pequeño órgano que se encarga de regular una enorme gama de funciones corporales, por ejemplo sed, temperatura, crecimiento, hambre, el sueño, la capacidad de despertar, emociones como enojo y felicidad, etc.

Cada vez que percibimos un aroma, estamos enviando mensajes al todo el cuerpo, y simultáneamente al sistema límbico que procesa emociones y se encarga de la memoria. Por lo expuesto, podemos considerar que cuando tenemos la percepción de un aroma se pone en funcionamiento una danza encadenada de experiencias sutiles que generarán conductas neuroasociativas, que nos influirán a través de la memoria en experiencias futuras similares.

El capítulo de aromaterapia dentro de la Medicina Ayurveda es de gran importancia y es utilizado por los médicos o vaydias (como se los llama en esa tradición) como una herramienta terapéutica interesante. Cuando incluimos el aroma en el momento en que damos el masaje se produce una interacción entre la mamá o papá que lo ofrece, el niño y la fragancia. Diferentes tradiciones en la historia de la humanidad han incursionado en el uso de fragancias para influenciar la salud y el bienestar. Por ejemplo esto fue conocido ancestralmente por los egipcios, 8000 años atrás, varios siglos después los griegos desarrollaron la ciencia de la medicación aromática. Galeno escribió un manual sobre el uso medicinal de las plantas y los aromas, que fue como una biblia médica para Occidente durante 15 siglos. Podemos decir que el primer aromaterapeuta de la humanidad fue Teofrasto, originario de Grecia, quien descubrió el efecto de los olores sobre los pensamientos, sentimientos y el cuerpo.

Los aromas influencian a los doshas, por tal razón Ayurveda aconseja utilizar los que produzcan balance a nuestra naturaleza. Dado que los mismos pueden incrementar o descender el espacio, el aire, el fuego, el agua o la tierra; daremos a continuación ejemplos de los aromas más aconsejados para cada dosha.

• Vata necesita aromas florales, frutales, cálidos, dulces y agrios. Albahaca, geranio, rosa, naranja, vainilla, especiados suaves.

• Pitta se equilibra con aromas dulces y frescos. Sándalo, rosa, menta jazmín, etc.

• Kapha se equilibra con una mezcla de aromas cálidos pero estimulantes. También picantes e intensos. Enebro, eucaliptus, clavo, almizcle, etc.

Para utilizar las fragancias complementariamente con el masaje ayurvédico, puede colocarse en un hornillo o aromatizador ambiental, unas pocas gotitas del aceite aromático diluidas en agua. Colocar 15 minutos antes del inicio del masaje, para que la habitación se impregne de la fragancia elegida.

La experiencia del aroma predispondrá al niño cada vez que la perciba y sabrá que la hora del masaje ha llegado. Pero recordamos que la decisión de integrar el aroma depende de la madre o del padre, si ellos se sienten gustosos de incorporarlo.

CAPÍTULO 3: EL MASAJE DEL BEBÉ

El masaje de bebés es un arte

tan antiguo como profundo,

simple pero difícil.

Difícil porque es simple.

Como todo lo que es profundo.

Frédérick Leboyer.

Es tradicional en India que el bebé reciba masajes desde su nacimiento. En los primeros días de vida, sólo se acaricia al niño envuelto en su ropa, hasta el momento en que cae el ombligo. A partir de este día puede comenzar un masaje suave que se realiza con una bola de masa. Esta bola, que debe tener el tamaño aproximado de un huevo de gallina, se prepara con harina de trigo integral orgánica y agua tibia. Se la embebe con un poco de aceite y se la desliza por el cuerpo del niño, lo que aumentará la circulación y le ayudará a liberar toxinas. La masa debe untarse en aceite a medida que sea absorbido por la piel, y debe ser preparada una nueva el día que se dé el masaje.

Recién al cumplir el mes de vida comenzará el masaje con las manos. En principio será más suave hasta que la persona que masajee al bebé adquiera experiencia y ambos (masajista y bebé) inicien un profundo diálogo piel con piel.

Pasado el primer período de adaptación podrán disfrutar cada día de una nueva aventura, donde profundizarán el conocimiento mutuo, la comprensión, la unión, el amor.

El masaje con el aceite adecuado al Prakriti del bebé deberá practicarse diariamente durante los 3 meses siguientes al primer mes de vida, luego podrá espaciarse a tres veces por semana, y después del primer año de vida será suficiente una vez a la semana. Resulta satisfactorio para el bebé el movimiento de sus brazos y piernas a modo de ejercicios para activar sus músculos. Es importante el masaje de su espaldita, de sus manos y pies, ya que se trata de microsistemas en los cuales se hallan reflejados órganos y sistemas del cuerpo.

El idioma del contacto

Mi mano es el Señor...

Infinitamente saludable es mi mano.

Esta mano contiene todos los secretos sanadores.

Con su toque gentil, nos conecta con la Totalidad.

Rig Veda.

El contacto puede crear un vínculo más profundo que las palabras. Una suave caricia puede llegar a espacios donde las palabras no llegan. Es como una íntima conversación de piel a piel, capaz de transmitir el afecto, la contención, el amor, la seguridad. El toque es una vibración percibida a través de nuestra piel, y como el sonido, la calidad de la vibración táctil determina si la sensación es de placer o dolor, si será nutritiva o tóxica.

Nuestra piel es la frontera física entre el medio ambiente y nosotros. Nuestra experiencia de esta frontera es básica para nuestros sentimientos de estar seguros o sentirnos negados o amenazados. Los estudios realizados con animales bebés han demostrado cuán crítico es el tacto para un desarrollo normal. Si le quitáramos a un mono bebé las caricias de su madre, el infante no tendría habilidades sociales normales y estaría más susceptible a las enfermedades. El Dr. Simon afirma: "Hemos aprendido que la piel no es simplemente una barrera protectora entre nuestro medio externo y nuestro medio interno, sino además es un sistema rico y dinámico, lleno de factores que promueven el crecimiento, químicos de dolor naturales, moduladores de la inmunidad y moléculas transmisoras".

La carencia de contacto, la falta de caricias puede causar graves retrasos en el desarrollo de los niños, pero también en la conexión social de los ancianos. De modo que el contacto es fundamental en cualquier etapa de la vida humana. ¿Quién no necesita del calor de un abrazo afectuoso?.

Durante el parto la piel del niño recibe estímulos particulares: luego experimenta sensaciones poco agradables, como frío, sequedad, el roce de las prendas sobre su piel, y la influencia de la gravedad que aparece como una experiencia absolutamente nueva. En este marco, el contacto lo ayuda a conectar con lo placentero y seguro cuando se lo abraza, se lo mece, se lo recuesta sobre el pecho de mamá. El padre también juega un rol importante en este intercambio, y será bueno que se sume para realizar el masaje del bebé, dado que el intercambio será una posibilidad diferente de conexión entre ellos.

Lo más importante al momento de iniciar el contacto es comprender que el toque no se realiza sólo a nivel de la piel, hay mucho más profundidad en este acto... habrá una "caricia" emocional.

Si el bebé nació prematuramente, o si ha sido separado de su mamá rápidamente después del parto, el masaje podrá ayudarlo a superar las consecuencias de ese trauma.

Sugerencias para un contacto nutritivo

Un masaje para la mamá:

Es esencial que en el momento del contacto con el bebé, mientras se lo masajea, la mente de quien da el masaje esté aquietada, libre de preocupaciones. La atención debe estar en el presente, experimentando, y viviendo la profundidad de la unión que se genera con ese acto. Disfrutando cada instante de intercambio como una eternidad.

Resulta poco nutritivo para el niño si la persona que ofrece el masaje se siente preocupada, abrumada, cansada, etc. En estas circunstancias transfiere esa información, aunque sea buena su intención de brindar amor al bebé, por esto sugerimos tratar de estar lo mejor posible en el momento de brindar el masaje al bebé. Si la madre no se siente en condiciones físicas o emocionales, le sugerimos que no lo haga con el niño por ese día, y que se ofrezca a sí misma una técnica de Automasaje.

El Automasaje derivado de la tradición Ayurvédica es una manera maravillosa y simple de aumentar el bienestar. La madre puede realizarlo 2 veces por semana o todos los días si lo prefiere. Puede adaptarse a su tiempo, tomando tan sólo 15 minutos, para luego recibir una ducha reconfortante. Esta simple práctica le hará sentirse más fortalecida porque estimulará la eliminación de toxinas con posterioridad al parto. El

Automasaje se realizará con aceite, que podrá elegirse de acuerdo al modo en que la madre se sienta. Por ejemplo: si está experimentando ansiedad o insomnio, puede usar aceites más pesados y cálidos como el de sésamo o de almendras. Si se siente agobiada e irritable o molesta, podrá utilizar uno con propiedades más refrescantes como el de coco o de oliva. Si se siente pesada, letárgica o congestionada, recomendamos usar aceite de girasol o de semillas de mostaza.

Antes de iniciar el Automasaje es conveniente entibiar el aceite, colocando la botella debajo del grifo de agua caliente, para que sea mejor absorbido por la piel.

Automasaje de cuerpo entero para la mamá:

• Comenzar colocando una cucharada de aceite tibio en el cuero cabelludo, sin involucrar al cabello demasiado, y masajeando vigorosamente con las yemas de los dedos en forma de círculos toda la cabeza, pueden utilizarse movimientos similares a los realizados con el shampoo.

• Luego poner un poco de aceite en la cara y las orejas, y deslizarlo con suavidad por la frente, los pómulos, a los costados de la nariz.

• Colocar una pequeña cantidad de aceite en la parte posterior del cuello y deslizarla hacia delante para cubrirlo completamente.

• Luego sobre los hombros dibujar círculos alternadamente, para luego pasar a los brazos con maniobras más vigorosas en forma longitudinal y volviendo a repetir los círculos en los codos, sin dejar de colocar aceite en la zona de las axilas con mucha suavidad.

• Comenzar con el tronco evitando ser demasiado vigoroso. Con grandes movimientos circulares y suaves alrededor de las mamas, deslizar el aceite luego en la zona del estómago y abdomen en forma circular, siguiendo el sentido horario.

• Colocar aceite en la espalda, en los laterales del tronco y deslizarlo con fricciones longitudinales. Llegar a la zona lumbar y glútea.

• Del mismo modo en que se practicó sobre los brazos, lo haremos sobre las piernas, con círculos en la zona de las rodillas y tobillos, y en área de huesos largos seguir el dibujo longitudinal, de arriba hacia abajo.

• Por último masajear vigorosamente los pies, prestando especial atención a los dedos.

• Para finalizar tomar una ducha tibia con jabón neutro, conservando una capa de aceite delgada y fina sobre el cuerpo, que brindará una flexibilidad agradable a la piel.

El masaje no es difícil de hacer, y permitirá sentirse mejor, más confortable.

Detalles importantes para el Masaje del Bebé

MOMENTO IDEAL: El momento adecuado es a partir del primer mes, cuando su cuerpecito ya se ha fortalecido.

HORARIO: El mejor horario para brindarle un masaje es aquel en que el niño se halle despierto y contento.

EL MASAJISTA: La mamá o quien vaya a brindar el masaje deberá sentirse relajada, sin preocupaciones, y sobre todo con deseos de brindar el masaje.

HABITACIÓN: La habitación debe estar lo suficientemente tibia como para que el bebé permanezca desnudo durante el tiempo que dure el masaje. Libre de ruidos molestos, que puedan sobresaltarlo y dispersar la atención de quien realiza el masaje.

CONDICIÓN DEL MASAJISTA: Las manos del masajista sin anillos o pulseras que puedan lastimar la piel del niño. Las uñas limadas para no lastimar la piel del bebé.

EL PERMISO: Preguntaremos al bebé si él o ella desea recibir un masaje. Y aunque la respuesta no es verbal, uno puede ser capaz de leer las señales que da el bebé.

LAS SEÑALES: Las señales positivas incluyen reírse, arrullarse y realizar movimientos suaves con los brazos y las piernas. Las señales negativas, alejar la cabecita, llorar, mover agitadamente bracitos y piernas.

SISTEMATIZACIÓN: Es ideal realizar el masaje en el mismo horario cada día. Esto establece una rutina y potencia la estabilidad en la fisiología del niño.

También puede ser muy nutritivo para el bebé que se le cante una canción, mientras se le brinda el masaje.

Iniciando la danza

¿De qué está compuesto el cuerpo?

Está compuesto de vacío y ritmo.

En última instancia, en el corazón del cuerpo,

EL MASAJE AYURVÉDICO DEL BEBÉ

en el corazón del mundo, no hay solidez.

Otra vez, sólo hay danza.

George Leonard.

Los niños son muy sabios, y sólo admiten el masaje si se sienten a gusto con él, exigen atención y concentración de parte del masajista. El toque, el contacto visual, el sonido de la voz de la madre, todo es de gran importancia durante esos momentos. El pequeño se expresa a través de la tensión corporal, la mímica y los sonidos que emite. Es necesario permanecer atento y abierto para registrar esas señales, y responder con acierto. Recordemos que el masaje exige de un mutuo acuerdo, y que no debe ser forzado.

El masaje es más agradable para el pequeño si tiene ritmo; son rítmicas sus primeras experiencias sensoriales: los latidos del corazón de la madre y su respiración. El ritmo acrecienta su confianza, le comunica seguridad y orden, y su sistema nervioso se serena fácilmente. Recordemos que cuando un niño viene al mundo todos los ritmos se desestabilizan, y hay que ayudarlo a recobrar ese equilibrio. El ritmo del corazón de mamá ya no es oído en forma permanente... el útero ya no lo mece en forma constante. La danza del masaje recreará aquel ritmo al unísono que dependerá del temperamento de ambos participantes.

El primer componente que ayudará en la sincronización del ritmo circadiano del bebé, es la realización del masaje a la misma hora cada día. O en otras palabras, estimular su farmacia interna rítmicamente.

Nacerá una mayor comunicación táctil, que será una expresión de la relación que los une, de compartir la misma danza vital. Algunas personas encuentran el ritmo del masaje más fácilmente si lo acompañan con música acorde y elegida especialmente. Con el tiempo es probable que el masaje del bebé y el Automasaje de los padres se conviertan en un rito familiar.

El bebé reacciona bajo el masaje de modo diferente al adulto. Permanece muy despierto, patalea, gesticula y se mueve. Exterioriza todas sus sensaciones con movimientos o sonidos, y hasta con quejas. Pero esto es pasajero, ya que de inmediato estará experimentando la próxima sensación.

Es aconsejable no dar el masaje al niño en casos de infecciones, fiebre, u otras enfermedades, situaciones en que deberá consultarse al médico y reiniciarlo cuando este lo apruebe.

El bebé no deberá estar con el estómago lleno a la hora del masaje, ya que podría hacerlo vomitar o detener su digestión.

La preparación

Elige un lugar de la casa tibio y luminoso. Es importante que el bebé se sienta a gusto, que no haya corriente de aire, y la temperatura sea cálida, para que pueda permanecer sin ropas el tiempo que dure el masaje.

Puedes realizar el masaje sentada/o en el piso, sobre una alfombra, colocando sobre tus piernas una manta y una toalla para acostar al bebé. En este caso es importante que tu espalda esté derecha y relajada para que no te contractures. De este modo se realiza en la cultura de la India. Nosotros recomendamos realizarlo sobre una mesa, o sobre la tabla del bañador del bebé. Cubrir la superficie con una manta y una toalla. A veces el bebé puede orinar durante la práctica. De este modo la mamá estará más cómoda, dado que para permanecer sentada en el piso un tiempo considerable, debería tener un cuerpo bastante flexible. De todos modos es posible elegir la postura más cómoda.

Una música suave y profunda será adecuada en el momento de iniciar el masaje. En lo posible repetir la misma cada vez si ha sido grata la experiencia, dado que esto contribuirá a generar una respuesta neuroasociativa en el niño.

Además entibiar el aceite colocando el frasco dentro de un recipiente con agua caliente hasta que tome la temperatura deseada. Alejar del alcance de los movimientos del bebé, para que no se derrame.

A relajarse y disfrutar frotando las manos para que se entibien y se preparen a iniciar el contacto.

Tomar al bebé en brazos y colocarlo sobre la manta para comenzar.

Tomar unas gotas de aceite y frotar suavemente las manos cerca del oído del bebé, para que este se prepare a iniciar la danza.

Pedir permiso y preguntar al bebé si desea recibir el masaje. Teniendo en cuenta su respuesta, como lo mencionamos anteriormente.

La técnica: ABHYANGA

En todo arte hay una técnica.

Que es necesario aprender y dominar.

El arte en sí mismo no aparecerá...

Sino después.

Frédérick Leboyer.

Debido a que el cuerpo del bebé es tan pequeño y diminuto, utilizaremos el pulpejo de los dedos parte del tiempo y también las palmas. Si somos consistentes con la secuencia del masaje, el bebé sabrá que recibe un masaje total de su cuerpo, y cuando sintonice las secuencias y el ritmo, responderá con relajación y preparado para la maniobra siguiente.

¡¡¡ A COMENZAR !!!

EL PECHO

Es en el pecho donde un ser humano experimenta el amor

como la fragancia trascendente de un loto.

Ese corazoncito...

abierto a las primeras emociones

fuera del vientre materno...

experiencias profundas y primordiales que lo acompañarán

en el trayecto mágico de la vida.

Secuencia 1

Con las manos embebidas en el aceite apoyamos suavemente sobre el pecho del bebé, como indica la Secuencia 1.

Comenzar a dibujar círculos pequeños con ambas manos simultáneamente, iniciando en el centro del pecho, a la altura del corazón y deslizando alrededor de las mamas. De adentro hacia afuera.

Realizamos 2 series de 5 círculos. Y luego lo haremos con el giro en sentido inverso. Es decir de afuera hacia adentro.

No olvidemos el ritmo y el movimiento parejo de las manos.

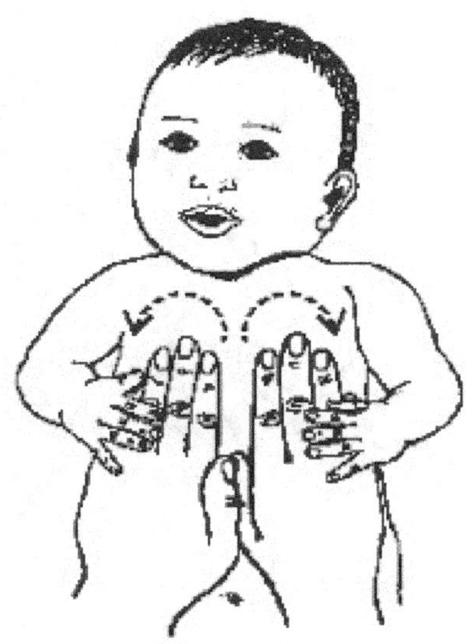

Secuencia 2

Deslizar con una mano por vez, desde el lateral izquierdo del bebé (a la altura de la costilla flotante) hasta su hombro derecho, cruzando por encima del pecho.

Al llegar cambiamos de mano e iniciamos el movimiento desde el lateral derecho del bebé, hasta el hombro izquierdo.

Establecer un ritmo parejo, en el cual una mano se desliza avanzando después de la otra, sincronizadamente, mientras atraviesan el pecho lentamente pero con firmeza y continuidad.

Debemos confiar en nuestra capacidad de transmitir al niño seguridad y amor.

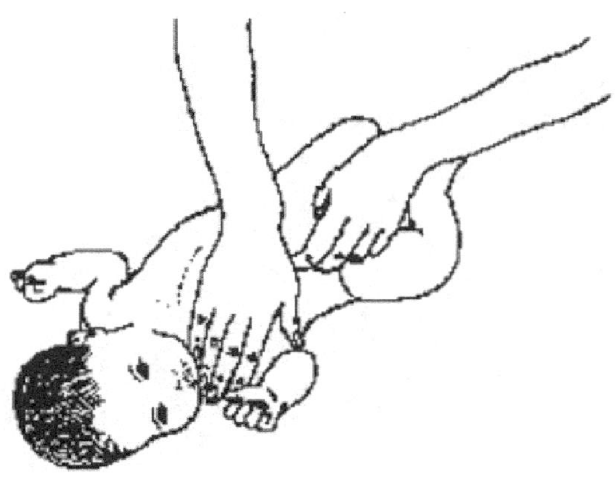

LOS BRAZOS

Esos bracitos...

que permitirán al bebé "alcanzar" el mundo...

conocerlo... penetrarlo... incorporar las experiencias

más variadas y sutiles de la realidad.

Esos brazos que le acercarán el mundo

para que descubra...

Su fortalecimiento estimulará vivencias más profundas.

Secuencia 3

Colocar al bebé sobre su costado derecho.

Tomar su mano izquierda con nuestra mano, observar que el bebé tomará rápidamente nuestros dedos y los sujetará.

Elevar el brazo de modo que quede perpendicular al cuerpo. Con la otra mano, cuidando no estirar en exceso el hombro del niño, tomar desde el hombro y deslizar la mano hasta llegar a la muñeca del bebé.

El aceite permite realizar la maniobra sin dificultades.

Al llegar a su mano, realizar cambio, y recomenzar desde su hombro con la otra mano.

No olvidar aplicar ritmo y continuidad.

Realizar un mínimo de 7 veces. Recordar la cantidad para realizar la misma en el otro brazo.

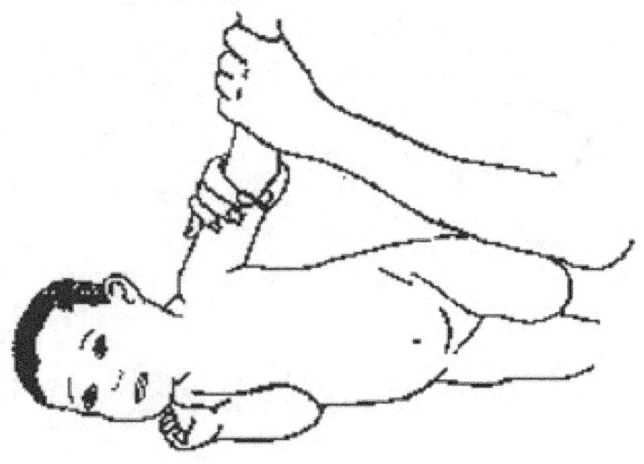

Secuencia 4

Llevar ambas manos hacia el hombro.

Tomar con ambas manos simultáneamente el brazo del bebé como si nuestras manos fueran 2 brazaletes.

Iniciar un movimiento de torsión, donde nuestras manos se mueven en sentido opuesto, deslizando con esta maniobra hasta llegar a la muñeca.

Volver al hombro y repetir esta maniobra. Realizar un mínimo de 4 veces.

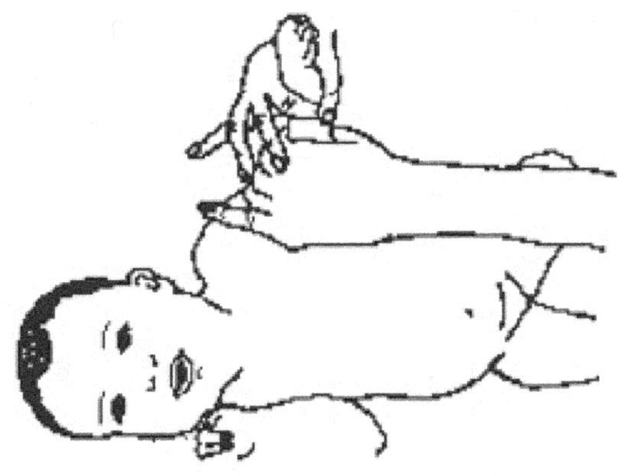

Secuencia 5

Realizar tornillitos de ida y vuelta en la muñeca del niño.

Utilizar una mano, empleando los dedos índice y pulgar, mientras la otra sujeta el brazo del bebé. Realizar un mínimo de 4 veces.

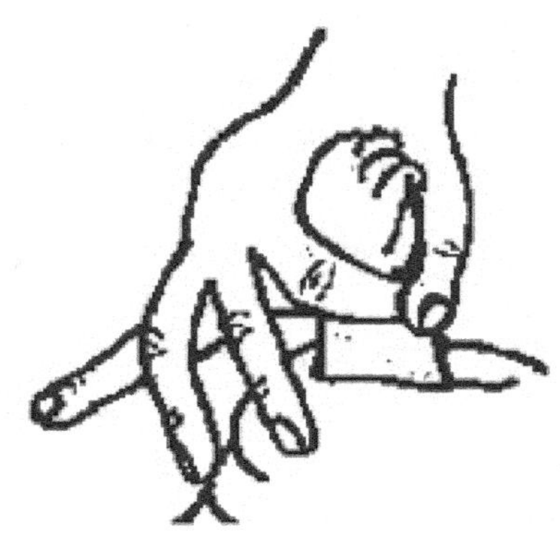

LAS MANOS

Tu mano sabrá del mundo...

de sus texturas... de su calor... de su sequedad...

sabrá de la calidez... de lo áspero... de la suavidad...

sabrá del frío.

Sabrá del golpe y la caricia... Sabrá de la soledad.

¡Y del amor compartido!

Las manos del bebé encierran el potencial a través del cual vivirá la experiencia sagrada de entender el mundo, de acariciarlo, de integrarlo e integrarse. Qué importantes esas manos, cuánto por descubrir, cuánto por percibir y comprender. Vivirán un verdadero viaje de descubrimiento.

Secuencia 6

Tomar la mano del bebé y dibujar en la palma un corazoncito con nuestros pulgares. Repetir 7 veces.

Luego estirar suavemente cada dedito, comenzando por el meñique y finalizando en el pulgar.

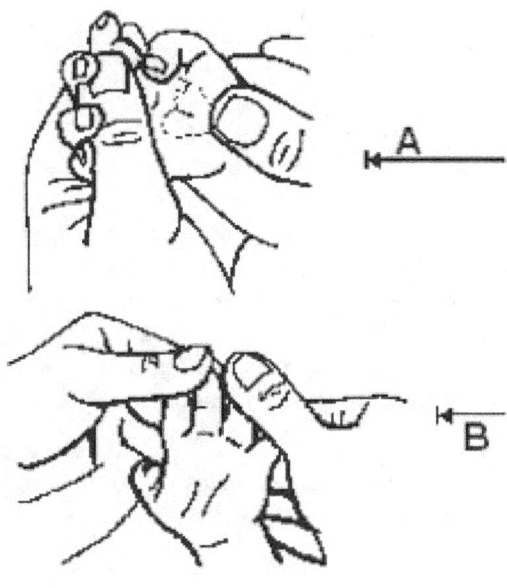

Secuencia 7

Colocar al bebé apoyado sobre su costado izquierdo y repetir la secuencia 3 con el brazo derecho del niño.

Secuencia 8

Repetir la secuencia 4, con el brazo derecho.

Secuencia 9

Repetir la secuencia 5 en la muñeca derecha del niño.

Secuencia 10

Repetir la secuencia 6 en la manita izquierda.

EL VIENTRE

Desde aquí la unión...

cordón a cordón.

Desde aquí se alimentó la vida.

Aquí procesará, nutrirá,

metabolizará entrañablemente su ser.

A través del vientre procesamos los alimentos, sus nutrientes, pero también a través de él metabolizamos emociones, miedos y percepciones profundas. Todos seguramente hemos detectado una molestia en el estómago, o la sensación de anudarse los intestinos frente a situaciones desagradables o de estrés. Es una respuesta natural en el ser humano, pero es más difícil de procesar para algunas personas que para otras.

El secreto está en el modo en que "metabolizamos" las diferentes experiencias físicas, mentales o emocionales de la vida. Es el área conocida como plexo solar, este masaje ayudará al niño a fortalecerlo.

Secuencia 11

Colocar al bebé recostado sobre su espalda. Y con la mano derecha realizar círculos lentos y suaves sobre el abdomen. Los círculos se realizan en dirección de las agujas del reloj, que es el sentido en que circulan los intestinos. Repetir un mínimo de 7 veces.

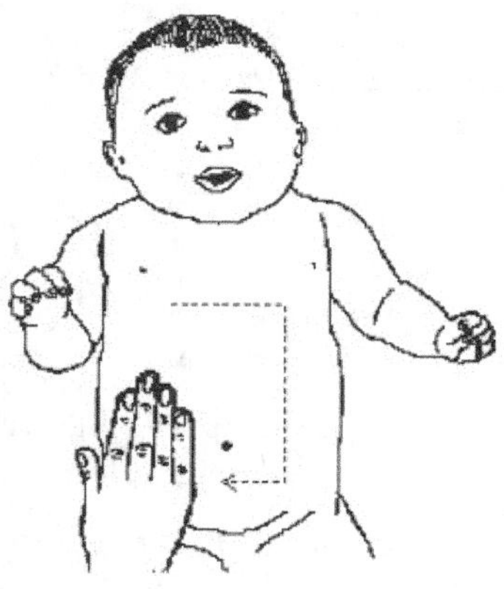

Secuencia 12

Tomar los pies del niño con la mano izquierda y elevar las piernitas de manera que queden perpendiculares al tronco. Con la mano derecha describir un deslizamiento utilizando el canto de la mano. Este deslizamiento va desde la punta inferior del esternón hasta acercarse a los genitales y vuelve a empezar. Repetir un mínimo de 10 veces.

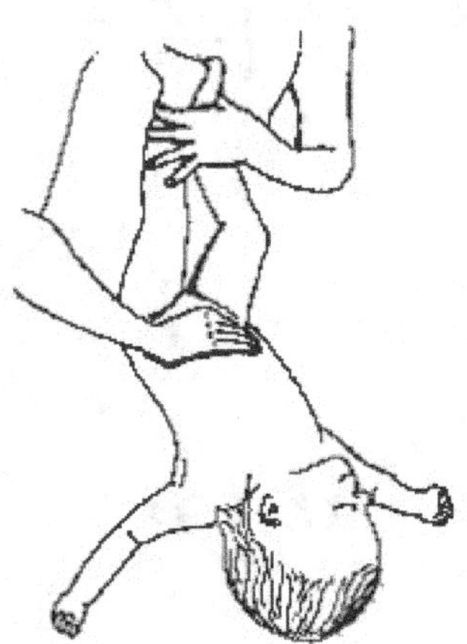

LAS PIERNAS

A través de ellas se deslizará por el mundo...

podrá correr... andar la vida.

Estas piernas lo acompañarán

cuando salte de alegría...

cuando en silencio se arrodille

Cuando se aleje... o vuelva cada día.

Secuencia 13

Colocar al bebé boca arriba, tomar una pierna y llevar una mano en forma de brazalete a la parte superior del muslo.

Deslizar esa mano hacia el pie. Al llegar se sucede la otra que también deslizará desde la parte superior del muslo al pie. Así sucesivamente y en forma rítmica.

Esta secuencia es similar a la secuencia 3 realizada en el brazo. Realizar un mínimo de 7 veces.

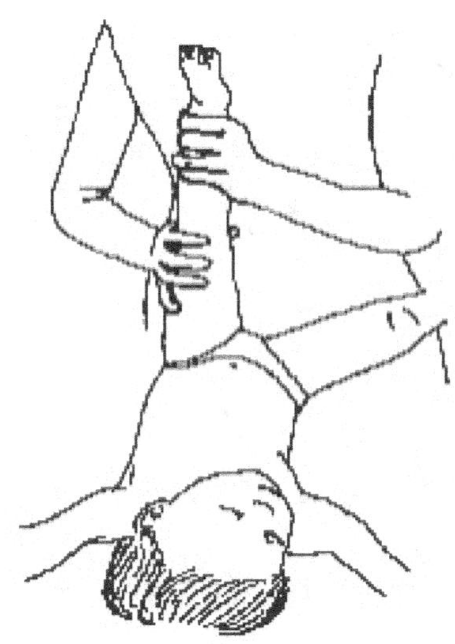

Secuencia 14

Colocar ambas manos en brazalete rodeando la parte alta de la pierna del niño.

Iniciar una maniobra de tornillo realizada con ambas manos que se moverán en sentido opuesto, pero simultáneo. Se deslizará con ese movimiento hasta llegar al tobillo.

Esta secuencia es similar a la secuencia 4 realizada en el brazo. Realizar un mínimo de 4 veces.

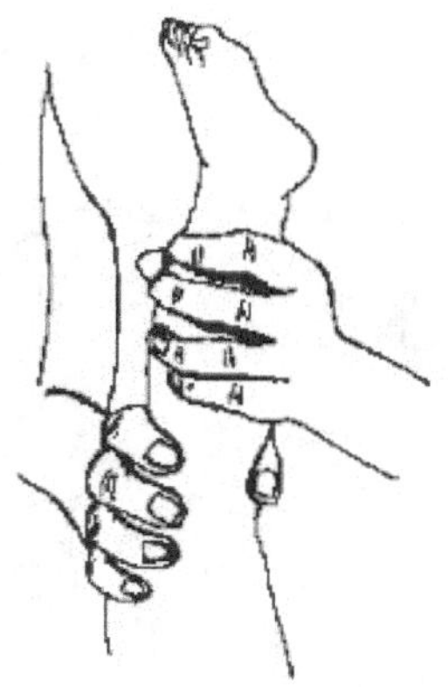

Secuencia 15

Realizar sobre el tobillo, tornillos de ida y vuelta. En esta ocasión lo haremos de igual forma que en las muñecas (secuencia 5).

Utilizar los dedos índice y pulgar, debido a la escasa superficie que se debe recorrer. Realizar un mínimo de 4 veces.

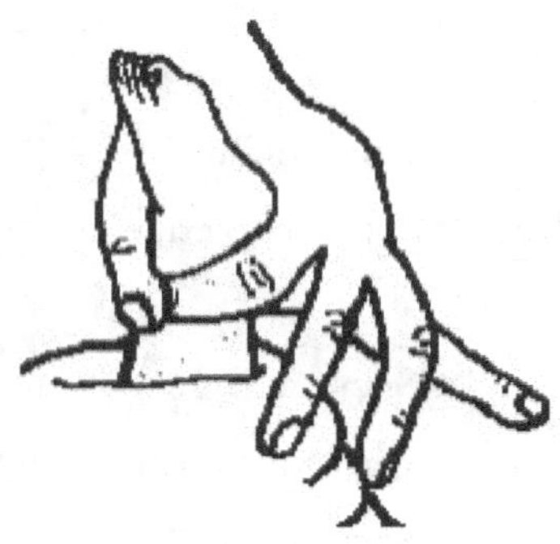

LOS PIES

Ellos definen su lugar en el mundo

su espacio... su enraizamiento.

Sus deseos de estar de pie,

de andar y desandar.

Esos pies lo sostendrán...

con firmeza en el camino.

Secuencia 16

Tomar un pie con ambas manos y dibujar en la planta corazones pequeños. Realizar 7 en total.

Estirar los deditos, uno por vez.

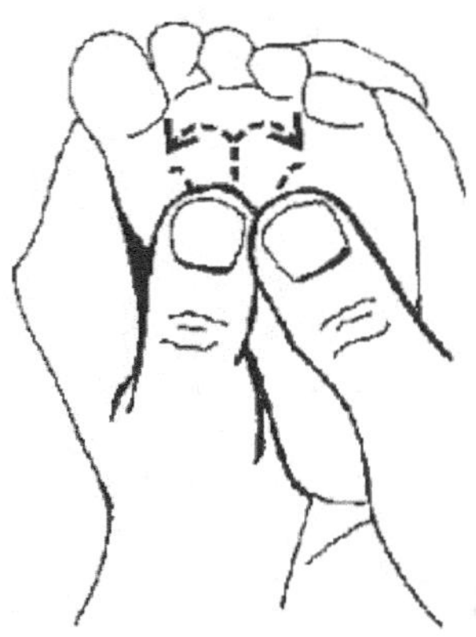

Secuencia 17

Repetir la secuencia 13, sobre la otra pierna.

Secuencia 18

Repetir la secuencia 14, realizando los tornillos en la otra pierna.

Secuencia 19

Repetir la secuencia 15 sobre el tobillo de la otra pierna.

Secuencia 20

Repetir la secuencia 16 sobre el otro pie.

EL ROSTRO

La luz de su rostro reflejará su imagen al mundo.

Si hay tristeza o dicha,

su rostro proyectará sus emociones.

Su rostro reflejará su ser... su paz.

Enmarcará su sonrisa,

proyectará su amor.

Secuencia 21

Llevar las 2 manos a la cara del bebé. Deslizar con extrema suavidad las 2 manos sobre su rostro desde la frente hasta el mentón, atravesando los pómulos. Realizar 3 o 4 veces este movimiento como indica la figura A.

Utilizar ahora sólo la mano derecha para deslizar sobre la frente del bebé con un movimiento de ida y vuelta. De uno a otro lado. 4 o 5 veces. Como indica la figura B.

Seguir por las cejas. Deslizar los dedos pulgares de cada mano sobre las cejas del niño con mucha delicadeza. Comenzar desde el centro hacia fuera. Utilizar ambos dedos en forma simultánea y muy rítmica. 4 o 5 veces, como indica la figura C.

Pasar a la nariz, y utilizando los pulgares, deslizar por los costados de la nariz varias veces, ascendiendo y bajando. Se trata de una zona de importante estimulación. 4 o 5 veces, como indica la ilustración D.

Probablemente al finalizar con el rostro el bebé, se habrá serenado considerablemente.

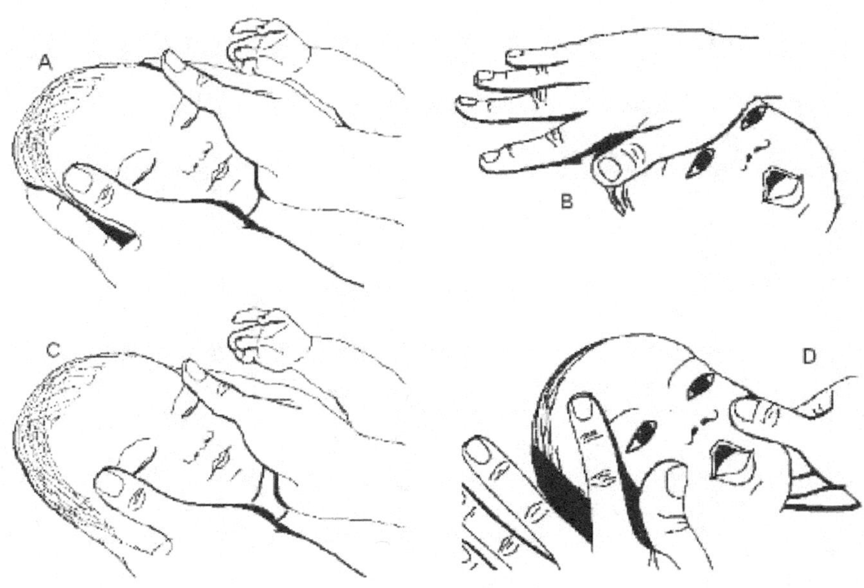

LA ESPALDA

La espalda es el espacio del cuerpo

desde el cual sostenemos.

Una espalda erguida y suelta

es expresión de una estructura estable,

que puede moverse en la vida con mayor liviandad.

Secuencia 22

Colocar al bebé sobre su vientre, cambiando la dirección del cuerpo. Su cabeza quedará colocada hacia el lado izquierdo y sus pies hacia el lado derecho.

Trabajaremos sobre su espalda, tal vez uno de los lugares más importantes, ya que estas maniobras influirán sobre el sistema nervioso autónomo.

Embeber las manos en aceite nuevamente para trabajar sobre la espalda, que aún no ha estado en contacto con el mismo.

Comenzar por la zona alta de la espalda, las manos se moverán de un lado al otro, es decir que mientras una va la otra vuelve. Las palmas de las manos estarán en total contacto con la piel del niño. Este movimiento simultáneo de las manos en sentido inverso recorrerá la espalda hasta llegar a la zona de los glúteos. Y volverá a ascender. Repetir varias veces.

Esta maniobra se realiza transversalmente con respecto a la columna vertebral.

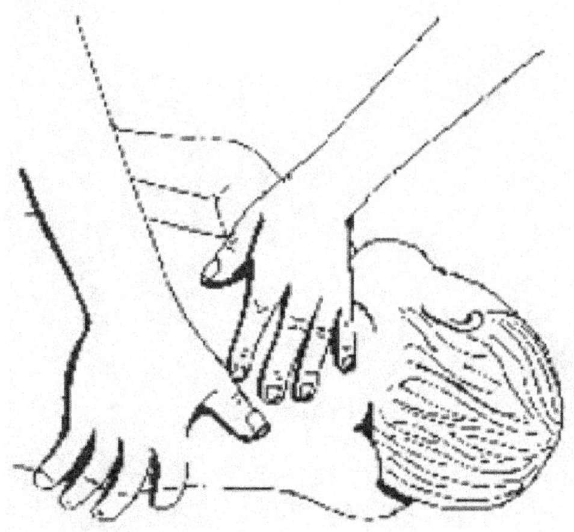

Secuencia 23

Apoyar la mano derecha sobre las nalgas del bebé, sosteniéndolas.

Mano izquierda se desliza con firmeza y suavidad en sentido longitudinal, desde el occipital hasta el coxis. La mano está colocada transversalmente y al llegar al final de la espalda y juntarse con la otra mano, se eleva para volver a empezar el movimiento desde el occipital.

Esta maniobra se realiza mínimamente 10 veces.

Requiere de un ritmo particular... monótono, parejo, firme, profundo, y suave a la vez. El sistema nervioso del bebé se serenará cada vez más si le brindamos los caracteres mencionados en esta maniobra.

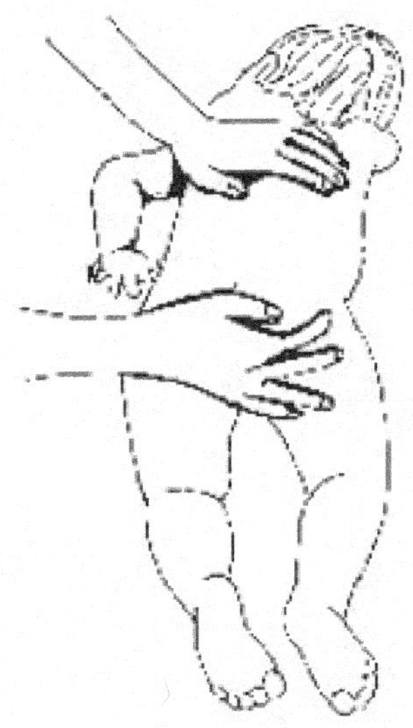

Secuencia 24

Tomar los pies del niño con la mano derecha. La mano izquierda continúa el movimiento de la secuencia anterior, sólo que ahora el deslizamiento irá desde el occipital hasta los pies. Es decir que además de recorrer la espalda, también lo hará por las piernas hasta llegar a los talones, y volverá a empezar.

También requiere de ritmo parejo y profundo, firme y lento. Realizar mínimamente 10 veces.

La experiencia del masaje que se inicia en el occipital y llega a los pies es una de las más placenteras del masaje Abhyanga. Tanto en el adulto, como en el niño.

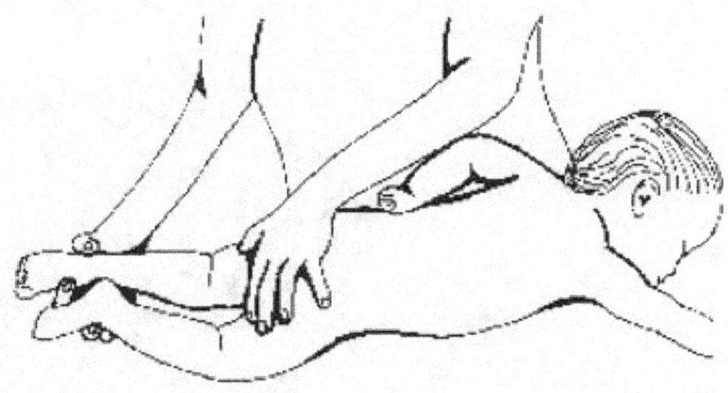

EL EJERCICIO: YOGA PARA EL BEBÉ

El ejercicio vitaliza, estimula,

ayuda a desarrollar la coordinación

de la mente y el cuerpo.

Despertar al movimiento balancea el cuerpo físico

mejorando el flujo de energía o prana.

Secuencia 25

Acabar la danza del masaje con un poco de ejercicio realizado lentamente.

Con la mano derecha tomar la mano izquierda del bebé. Y con la mano izquierda tomar el pie derecho del bebé.

Acercarlos hacia el centro del cuerpo y cruzarlos, permitiendo que el pie se acerque al hombro y la mano a la articulación de la pelvis.

Cambiar las manos y tomar los otros miembros.

Repetir unas 7 veces en cada sentido.

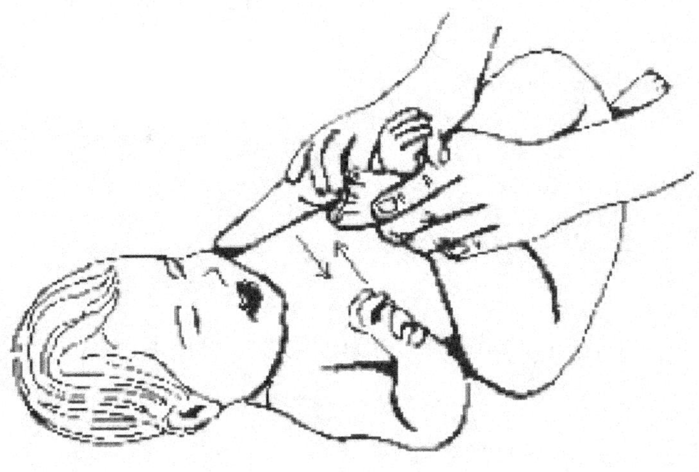

Secuencia 26

Tomar las manos del niño con nuestras dos manos.

Extender los brazos hacia los costados y cruzarlos en el medio del pecho como si fuera a dar un abrazo. Tratar que una vez quede arriba el brazo derecho, y luego el brazo izquierdo, alternadamente. Repetir un mínimo de 10 veces.

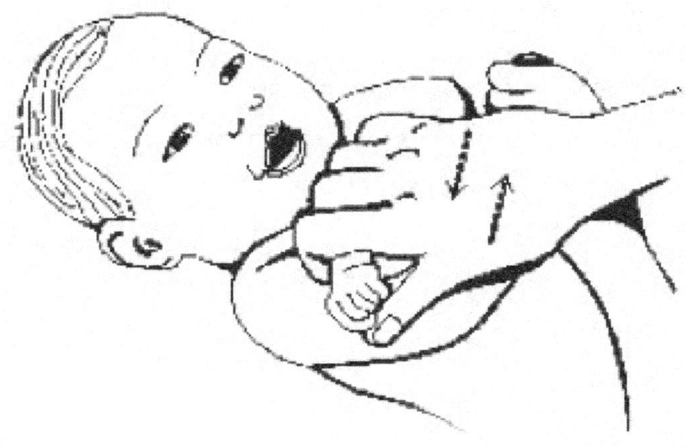

Secuencia 27

Vamos a realizar el Medio Loto.

Tomar cada pie del bebé con una mano. Cruzarlos en el centro con las rodillas flexionadas, tratando que una vez quede el derecho arriba, luego el izquierdo, alternadamente.

A medida que realizamos este ejercicio, intentamos que el cruce sea cada vez mayor, como si intentara tocarse los glúteos con los pies. Repetir al menos 10 veces.

Es probable que el bebé se encuentre cansado y cierre sus ojos. Tal vez se adormezca.

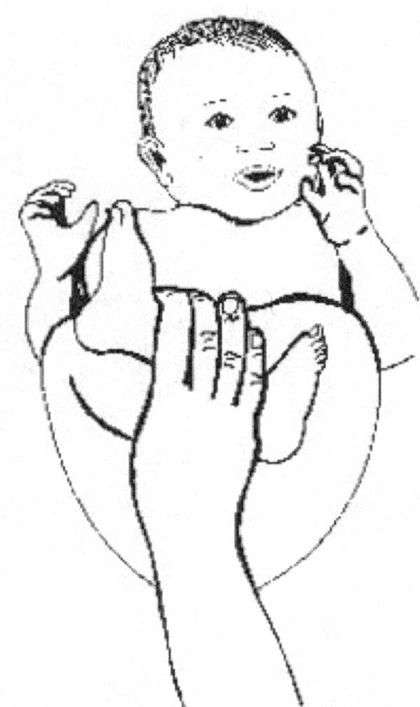

Para finalizar este masaje es necesario un tibio baño. Es el cierre ideal para completar la relajación que se ha producido.

La delicada piel del bebé se verá más nutrida y flexible por los efectos del aceite.

Tomar sólidamente al bebé en el momento de iniciar el baño, es probable que tienda a resbalarse de las manos con facilidad por la presencia del aceite, por el cual recomendamos especial cuidado.

A MODO DE DESPEDIDA...

Este material surgió a la luz por el pedido de muchísimas mamás, enfermeras, entrenadores de embarazadas, profesionales que trabajan con bebés prematuros. Todos ellos se comunicaron con nosotros pidiendo que este conocimiento, que ha sido impartido en nuestro Centro en forma directa y presencial, pudiera llegarles para poder trabajar con él.

Gracias a todos Ustedes, gracias por inspirarnos para que este conocimiento Védico siga expandiéndose en Occidente. Para que todas las madres podamos descubrir que existen muchos modos de estar cerca de nuestros hijos, de profundizar nuestra relación aprendiendo un nuevo idioma, el del contacto, la caricia y el silencio compartido. Y descubrir que el milagro de la vida pasa por las experiencias más simples como esta ciencia milenaria nos enseña.

Sin duda, nada puede compararse a la maravilla que cada madre o padre experimenta con su hijo, mientras danzan conjuntamente al ritmo del Abhyanga.

~ El Abhyanga, el masaje ayurvédico del bebé, es una experiencia sagrada

en la cual a través del contacto nos recordamos nuestra naturaleza divina. ~

Namasté,

Liliana.

ACERCA DE LA AUTORA

Liliana Venerucci

Creating Health Educator Certificada en Chopra Center for Wellbeing, La Jolla, California, USA, en Octubre de 1999.

Instructora en Meditación en el Sonido Primordial Certificada en Chopra Center for Wellbeing, La Jolla, California, USA, en Octubre de 2001.

Profesora en Técnicas Corporales y Expresivas.

Instructora en Yoga Terapéutico, dedicada a la investigación en la Terapia Corporal.

Se ha especializado en diferentes Técnicas de Masaje Milenario, desempeñándose como docente por más de 18 años.

Desde 1992 se ha dedicado al estudio de la Filosofía Védica y Terapias Ayurvédicas.

Se ha formado por más de 4 años en los Estados Unidos con el Dr. Deepak Chopra y su equipo, recibiendo entrenamiento en Medicina Mente Cuerpo y Ayurveda, Meditación, y Programas Especiales. Ha perfeccionado sus estudios de Ayurveda con el Dr. Liladhar Gupta, Vrindavan, India